Todo Cabello

Todo Cabello

Saludable • Aceptacion • Inspirando • Realidad

Detrice Milliner-Sims

Para pedidos de copias adicionales de este libro, por favor contacte con:
Xlibris Corporation
1-888-795-4274
www.Xlibris.com
Orders@Xlibris.com
122385

INDICE

Sección 2

"Deseo Agradecerle" a todos los profesionales de cabello que han trabajado conmigo durante los años. También "Agradezco" a todos mis clientes que me han apoyado y han compartido sus pensamientos más íntimos conmigo; algunos con lágrimas, otros con risa. Me gustaría expresar mi gratitud a aquellos clientes difíciles que he tenido quienes me han ayudado a construir el carácter. Por supuesto, me gustaría agradecer a mis amigos y familia que siempre eran tan pacientes y comprensivos conmigo. Y finalmente, pero seguramente no el último, me gustaría expresar un agradecimiento especial a mi esposo por todo el duro trabajo que hizo detrás de la escena.

Sobre todo, deseo "Agradecer a mi Creador, por el conocimiento y sabiduría que me ha dado para dirigir mi vida."

CONSULTA Y SU CABELLO

El cabello sano comienza con una consulta profesional confiable. Es importante saber y entender su tipo del cabello. Si lo que el profesional dice no tiene sentido, encuentre a otro. La única separación de un profesional del cabello es la educación que recibieron, conectado con buen sentido y honestidad. Si lo que oye y lo que ve o lo que sabe no tiene sentido sobre su cabello, visite otra consulta. Esto incluye ser un cliente honesto. Si no es honesto, su cabello no le será honesto a usted.

LAVANDO CON CHAMPÚ Y ACONDICIONANDO SU CABELLO

Hay un factor mayor a la variedad de cultura y el cabello. Es el poder limpiador. Esto se puede hacer diariamente, semanal o cada dos semanas. Dejar el cabello sucio durante largos períodos de tiempo invita hongos o bacterias o posible pérdida de cabello (Cuando esto ocurre, se recomienda que busque la ayuda de un médico licenciado). Esto puede resultar en dañando su cabello y una condición del pelo malsano.

Para el pelo sano, es el poder limpiador que trabaja. Seleccionar uno o más champú y acondicionadores es lo mejor. Siempre comer los mismos alimentos se hace aburrido a nosotros, igualmente cuando se usa el mismo champú y acondicionador. El cabello quiere un menú de comida diferente de vez en cuando. Seleccione una variedad adecuada para su tipo del pelo. Ajuste a la respuesta del comportamiento del pelo. El champú y el acondicionador de la misma línea de productos trabajan mejor. Ablanda el pelo y lo hace manejable, atractivo, tocable, hermoso y brillante. Evite usar acondicionadores que sólo cubren el cabello.

Éstos dejan el cabello pesado o aplastado. Acondicionador es hidratante que penetra al cabello y se puede usar diariamente. Acondicionadores profundos también penetran y se pueden usar cada semana combinados con un tratamiento de aceite caliente. Esto ayuda a mejorar el cabello. El sobre acondicionamiento puede dejar el cabello débil y sin vida. Es mejor seguir las instrucciones dadas para el uso adecuado. Cabello que varía en tipos de textura puede requerir una combinación de acondicionadores. Algunos tienen ese pelo exótico, muy diferente en la textura.

RECORTAR SU CABELLO

Esto es algo enorme para tener el cabello sano. Es importante cortarse el cabello. Se recomienda por promedio cortar media pulgada cada seis semanas. ¿Por qué? Cuándo uno se corta las uñas, esto hace cupo para que crezcan nuevas uñas. Esa nueva uña sale fuerte y sana. Las uñas se ven bien (no necesariamente los dedos). El cabello funciona mejor cuando se corta. Cabello que no se corta regularmente puede llegar a quebrarse en las puntas (orzuela) y pérdida de cabello. No deje a que nadie le engañe a pensar diferente.

Algunas culturas cortan el cabello de niños tan pronto como seis meses pero esto puede variar. Lo mismo es verdad para ellos sin embargo. Los niños necesitan cortes de cabello. ¿Por qué no intentar lo qué trabaja mejor para su hijo, si es la abuela, el abuelo, la mamá o el papá o un peluquero que le corte el cabello del niño? Éstos pueden ser en los que el niño confía mas. La meta es asegurar el crecimiento de un cabello saludable.

PEGAMENTO Y SU CABELLO

Muchos usan pegamento para añadir pelo humano o sintético a su cabello natural. Esta forma de la extensión han resultado perjudicial al cabello. La verdad es que el pegamento previenen la naturalidad de su cabello y los aceites del cabello y debido a esto, muchas personas lo usan demasiado. Esto nunca debería ser una solución permanente del cuidado de cabello. Sus resultados son perjudiciales y muy incómodos y en algunos casos, la pérdida de cabello es irreversible.

Si usa pegamento con extensiones de cabello, sólo se debería hacer para ocasiones especiales, y removerlo en unos cuantos días. Siempre use una solución que permite que el pelo se separe de su fundación sin quebrarse o romper el cabello o causar irritación al cuero cabelludo. Póngase las extensiones, luzca su pelo, pero acuérdese de quitarlo pronto. Siempre es mejor tener un cráneo y cabello saludable que desear resaltar a su belleza.

EXTENSIONES DE CABELLO Y SU CABELLO

Esta forma de la extensiones de cabello son muy popular hoy. El cabello natural se trenza o se enrosca y se cose cabello humano o cabello sintético a ello. Esto tiene algunas ventajas en cuanto pegar el cabello, pero también hay algunas desventajas.

Cuando al cabello se le hace un permanente, es relajado, pintado o se aplica un blanqueador, esto pone el cabello en un estado frágil. El tejer extensiones del cabello demasiado pronto resulta en la roptura del cabello. He visto algunos clientes cortar mechónes de su cabello. Justo como lleva tiempo para tejerlo, también lleva tiempo para quitarlo.

Parece como un dobladillo al vestido; si lo quita correctamente, el material permanece intacto. Quite sus extensiones correctamente, tomandose el tiempo para cortar cada puntada enhebrada. Jale el cabello suavemente conforme se suelta.

Muchos que usan extensiones tejidas de pelo no se proveen con el cuidado del cabello apropiado. Lavar con champú y acondicionamiento el pelo son muy importantes para mantener el pelo sanó. Intente este método, sepárese sus extensiones tejidas en cuatro a seis partes, suavemente trenzan cada sección, no jalando el pelo demasiado fuerte y coloque una red de cabello. En la ducha, permita que el agua corra a través de su cabello. Después, ponga champú en sus manos, con sus dedos suavemente frote su cuero cabelludo durante unos minutos y suavemente apriete el resto de su pelo. Enjuague bien el cabello. Haga lo mismo con el acondicionador. Este método impide que el pelo se enrede. Suavemente pase una toalla por el cabello para absorber el agua. Use un peine de dientes amplios para separar el cabello. De ser necesario se puede secar el cabello con una secadora eléctrica o aire seco, cualquier método que trabaje mejor con el tipo de pelo que tenga. Si quiere aplique calor, luego estilar.

PELUCAS Y SU CABELLO

"Tienen su lugares," dijo el que usa cabello la peluca. Todas deberían tener una peluca en su colección de cabello para un "día de cabello malo". Esta es la manera de ir. Vienen en todos los estilos, tamaños, tallas y colores. Vienen en colas de caballo, pelucas que sólo cubren la mitad de tu cabello, cortas, largas. Algunas caras y otras no tanto. Para el que usa la peluca, úselo para resaltar su cabello, no sustituir.

Con la edad, el pelo se hace delgado. Condiciones médicas pueden hacer el uso de pelucas la única solución. El cabello puede crecer en mechones y esto les hace muy incómodo a algunas personas. Muchos deciden cortar el cabello al nivel de los mechones cortos o usar estilos de pelo cortos. Estile su cabello como le haga sentir mejor, sin embargo, llevando una peluca, le da un descanso de productos y estilar al cabello. En la privacidad de su casa, remueva su peluca y déle oportunidad de respirar al cabello. Así como su piel necesita luz del sol, su cabello también.

Cortar su cabello natural en un estilo que le sea agradable le puede hacer sentirse más cómoda. Esto es inspirador a otros cuando no usa una peluca. Jovencitas, traten de evitar llevar pelucas como una solución permanente para su pelo. Muestre su belleza natural. No lo pierda, llévelo.

MEDICACIÓN Y SU CABELLO

La mayor parte de personas están bajo algun tipo de medicamento. Éstos siempre tienen algún efecto adverso en su cabello. Hasta simple medicación tomada oralmente o inyectada, sea legal o no, lleva productos químicos que encuentra su camino a la raíz del cabello. Para aquellos que usan medicamentos con regularidad, hay productos profesionales que pueden usar para lavar y acondicionar su cabello que le ayudarán a mantener el cabello sanó. Estos productos trabajan para realzar la naturaleza del cabello. El uso continuo de ondulaciones permanentes, relajadores, colorear y blanqueadores eventualmente echan a perder el cabello. Dejan el cabello sin vida.

De ser posible, evite usar estos productos químicos al mismo tiempo que toman medicamentos. Colores semipermanentes y también tienen químicos. Lavadores del cabello trabajan mejor porqué no tienen productos químicos en ellos y se enjuagan luego en la ducha y se pueden usar mas a menudo y son menos dañinos. Los colores del arco iris nunca cambian y eon hermoso para ver, igual somos nosotros.

PRODUCTOS QUÍMICOS Y SU CABELLO

Se entiende que todos los productos químicos que se utilizan para realzar la belleza de su cabello son perjudiciales o se causa daño a su pelo cuando se utiliza por períodos prolongados. Sí, esos químicos permanentes, alisados, colores y blanqueadores roban el pelo de su naturaleza. Se ven muy bien, pero recuerde, en algún momento, su cabello va a necesitar un descanso de estos productos químicos. Al igual que su cuerpo necesita descanso y refrescarse, también lo hace su cabello natural.

Piense en lo que su cabello posee naturalmente. Si se deja sin productos químicos, siempre es saludable, más grueso y más largo. Piense en cómo puede utilizar los aceites naturales en su cabello para promover su salud. Aceptación y equilibrio con el cuidado adecuado, llevará al cabello a que inspire a los demás. Mayoría de nosotros tenemos lo que necesitamos; utilícelo para mostrar la real belleza de su cabello.

TRANSPLANTE DE CABELLO Y SU PELO

Una innovadora técnica, el procedimientos de trasplante de cabello, se ha convertido en una solución para aquellos que no pueden hacer frente a la pérdida de cabello o calvicie prematura de algún tipo. Tanto hombres como mujeres tienden a preferir esta forma de extensión del cabello por su naturaleza. Los folículos de cabello propio se trasplantan a una área de la cabeza donde ha ocurrido la calvicie. He recortado el cabello de muchos hombres que utilizan esta técnica. El único inconveniente, me han dicho, para la mayoría fue el dolor que sentían. Las mujeres sabemos cómo los hombres son cuando se trata de dolor. Hay que ser compasibles con ellos cuando se someten a este tipo de procedimiento y mirar más allá de lo obvio; generalmente se ven mejor y más jóvenes.

Para mejores resultados, se debe consultar un médico que se especialice en el campo del trasplante de cabello. Esto es recomendable, ya que es un procedimiento quirúrgico. Más de una consulta será sabia antes de tomar una decisión. Comparar precios y conocer la historia del médico junto con sus su reputación y utilizar el buen juicio. El costo puede variar en precio. Obtenemos por lo que pagamos. Su meta debe ser un trasplante de cabello saludable. Sólo entonces le hará sentir bien y que valió la pena.

PEINES, CEPILLOS, Y HERRAMIENTAS PARA EL CABELLO

Para que el cabello mantenga su salud, es esencial una buena higiene de las herramientas que se usan con el cabello. Todas las herramientas de cabello deben ser únicamente para uso personal. Cada miembro del hogar debe tener sus propias herramientas personales para la preparación del cabello. Usar cepillos y peines de otros es una manera segura de invitar algún tipo de infecciones del cabello. Tenga cuidado de estilista profesional o barberos que no desinfectan su equipo de pelp después de cada uso. Es como si viera al médico que lo va a atender y no se lava las manos o lleva guantes. Por favor pídale que lo haga.

Si la apariencia de la estación de recortes y el equipo aparenta no haber sido desinfectado, es probable que el profesional de cabello tome esto a la ligera y puede que no tenga procedimientos de una buena higiene. Está bien que usted se retire respetuosamente.

TRENZADO Y TORCIENDO SU CABELLO

Esto se ha hecho desde tiempos que podemos recordar. Es natural y más saludable para su cabello. Estilos varían de cultura a cultara. Cabello humano o sintético puede añadirse para hacer el cabello más atractivo. Trenzados de cabello se puede utilizar para mejorar el cabello malsano o que haya perdido su naturaleza. Puede ser usado corto o largo. Es muy aceptado en algunas culturas cuando se hace con modestia.

El cuidado del cabello adecuado es esencial para tenerlo vibrante y saludable. Deje que los aceites naturales del cabello le den brillo y use productos adecuados. Evite estilos extremos que tienden a distraer de la belleza natural de su cabello. Cuando trence el cabello, evite jalarlo demasiado fuerte, pues esto evita el crecimiento natural del cabello. También causa dolores de cabeza y la ruptura del cabello alrededor del perímetro que puede resultar en pérdida permanente del cabello (por esta razón no hay ningún pelo alrededor de su línea de pelo). Se ha dicho que la belleza es dolor. No tiene que ser. La realidad es que la belleza debe ser cómoda. Eso es lo que te hace sentir bien dentro de ti.

TRENZAS HERMANAS Y MICRO TRENZAS Y SU CABELLO

Esto ha traído a nueva conciencia a la cultura y el cabello. Muchas están optando por el aspecto natural. "Me hace sentir bien sobre mi y mi cabello" y "No, más productos químicos para mí. Es mi cabello natural y puedo llevarlo con dignidad, estilo y mantenerlo saludable," es lo que algunos clientes me han dicho.

Es hermoso en su naturaleza y ser usado con respeto. Hay variedades de estilos de cabello que usted puede usar. Cuando usted use este estilo con modestia y ordenado, usted puede inspirar a otros a sentirse cómodos con quienes son. Les ha encantado a muchos, jóvenes y a los de más edad. Busque a un profesional que este certificado para realizar esta técnica de cabello.

PRENSA Y RIZAR EL CABELLO

Hay muchas mujeres que prensan o rizan el cabello con prensas de calor dura mantienen el cabello así por mucho tiempo. Oh, qué taréa es para hacer su cabello, pero es saludable. Hasta la autoestima, esto es una manera segura de tenerlo. Utilice pequeña cantidad de cera para el cabello o aceite prensador en el cabello solamente (evitar colocar en el cuero cabelludo).

Cuando se prensa el cabello, utilice la parte posterior del peine para darle un aspecto recto a su cabello (evitar llegar demasiado cerca al cuero cabelludo). Hacen peines calientes eléctricos con que se puede controlar la temperatura para que no queme el cabello. Para un rizo deseado, utilice una rizadora eléctrica. Para una imagen verdadermente profesional, recomiendo visitar a un profesional del cabello.

PLANCHAR SU CABELLO

Planchar el cabello lo hace sedoso. Esta es la forma de mantener el cabello saludable. Use su pelo natural entre planchadoras para darle un descanso del calor de la plancha a su cabello. En su hogar lave su cabello y use un acondicionador profundo mezclado con aceite caliente. El tamaño de una moneda pequeña será suficiente, dependiendo del grueso del cabello y la longitud del pelo. Coloque una gorra de plástico sobre su cabello y repóselo por quince minutos. Retire y enjuague. Esto es una buena manera para encerrar la humedad. A continuación, seque el cabello con una secadora eléctrica. Seccione el cabello en cuatro o seis porciones y plánchelo en partes pequeñas. No se acerque demasiado a su cuero cabelludo. Conforme plancha el cabello, jale suavemente del cabello. Envuelva el cabello partiéndolo en cuatro secciones y peine el cabello para que fluya en la dirección que desea que se quede y póngase un pañuelo de seda antes de acostarse dormir. Esto ayuda a mantener el estilo. Utilice un aceite para realzar el pelo.

CUERO CABELLUDO SALUDABLES

Su cuero cabelludo debe mostrar que está saludable. Un cuero cabelludo saludable es necesario para el cabello sano. Si su cuero cabelludo está sano, su cabello será saludable también ¿Qué tan seguido hace para masajearse el cuero cabelludo? El uso de productos de aceite o que no sean demasiado grasosos o demasiado pesados en el cuero cabelludo es recomendable en algunas culturas. Una cantidad moderada de aceite en el cuero cabelludo y el cabello no es perjudicial. Coloque una pequeña cantidad en la palma de su mano y masaje suavemente el cráneo con los dedos. Ayuda a promover la buena circulación para el cuero cabelludo y evitar resequedad. Lo hace mirar vibrante y da un brillo saludable, que es atractivo para otros.

NO SEA FLOYO CON SU CABELLO

La falta de conocimiento sobre el cuidado del cabello a menudo lleva a cabello dañado. Hay quienes no saben cómo cuidar de su cabello y quienes no fallan a designar momentos apropiados para el cuidado diario del cabello. El resultado es cabello no saludable. La mera verdad es que hay gente que dedica más tiempo al cuidado de cabello de su mascota que lo que dedican a su propio pelo. Pereza no es una opción cuando se trata de tener buen cabello. Puede buscar ayuda profesional para el cuidado del pelo y pagar mucho dinero, pero si tiene una actitud perezosa cuando viene al cuidado del cabello, nunca serás feliz contigo mismo. Si no tienes respeto por tu cabello, otros tanto lo tendrán. El más tiempo que pasa con otras personas, llegas a conocerlos mejor. Lo mismo sucede con el cabello. Pase tiempo con él y llegaras a conocerlo bien. Le tratará muy bien.

ALIMENTE EL CABELLO

Lo que usted come se reflejará en tu cabello; dieta saludable, cabello saludable. Como un bebé crece en el vientre de la madre, también lo hace su cabello. Los bebes nacen con pelo sedoso y brillante. Las madres dan a luz a un recién nacido esta bien concientes de la salud del bebe y mantienen una dieta saludable; dieta saludable, bebe sano. Lo mismo es cierto para nuestro cabello. Lo que tenemos en nuestros cuerpos sale en nuestro pelo. Aprenda a desarrollar buenos hábitos de alimentación saludable. Incluya frutas y verduras, tome agua y no se olvide de tener un programa regular de ejercicio. Buena circulación es maravillosa para el crecimiento del cabello saludable. Las raíces del cabello serán fuertes. Igual que el cuerpo necesita ser alimentado y estar bien hidratado, con ejercicio físico, también lo necesita su cabello.

CABELLO DE NIÑOS

Los niños deben ser enseñados a cómo cuidar, adecuadamente, de su cabello. Padres, esto es una responsabilidad amorosa y ayuda a la vinculación con sus hijos. Siempre me encantaba la manera como mi mama me cepillaba y peinaba mi cabello. Les enseñamos a nuestros hijos como dar las gracias, cómo lavarse las manos y respetarse mutuamente. Sin embargo, pasamos poco o ningún tiempo enseñarles cómo cuidar de su cabello. ¿Por qué no hacer esto parte de su rutina? Cuando el cabello de los niños no es atendido, puede causar pérdida de cabello y roptura y varias infecciones del cabello común a los niños tales como piojos y otras infecciones de cabello. Toman meses para limpiar y curar con la ayuda médica. Esto puede ser devastador para un niño. En algunas culturas el cabello de niños que no se le da cuidado regularmente, se puede enredar y hacerse nudos. Esto puede obligar a los padres a cortar el cabello del niño para que pueda ser manejable.

Los niños quieren ser aceptados por sus compañeros, así que edúquenlos sobre cómo cuidar su cabello. Enséñenles cómo mantener su propio cabello natural. Esto les ayuda a desarrollar carácter y autoestima. Jóvenes, úsenlo mientras los tienen. Cabello sano significa aceptación. Padres, recuerden que sus hijos crecen a ser adultos.

NADANDO EN LA PISCINA Y SU CABELLO

Agua natural no causa daño a nuestro cabello. Agua con productos químicos si daña nuestro cabello. La mayoría de las piscinas utilizan una solución de blanqueador para desinfectar el agua y proteger a los que nadan en élla. Productos químicos de piscinas y productos químicos del cabello no se mezclan, no importa el tipo de químico. Esto hace el cabello seco y quebradizo. ¿Qué les pasaron a esos gorrillas que se usaban para que no se mojaran la cabeza cuando se metía a la piscina? Yo no sé. Pero, si encuentras uno y te gusta el estilo, úsala. Lo que sí sé es que si usas químicos permanentes, alisados, color y blanqueador en el cabello, no te metas a la piscina. Si te encanta nadar, vuelve a tu cabello natural. Después de un divertido día en la piscina, lava y acondiciona el cabello. Usa un acondicionador profundo o un tratamiento caliente que ayudará a evitar la sequedad y roptura. Anima a otros miembros de la familia que hacer lo mismo.

LOS HOMBRES Y SU CABELLO

Generalmente, los hombres muestran poco interés en su cabello. Como ves, pueden atraer una mujer con o sin pelo. Pero prefieren a las mujeres con cabello. Cuidado del cabello es tan importante para ellos, muchas de las sugerencias mismas mencionadas se aplican a ellos así como para promover el cabello sano y cuero cabelludo saludable. Los hombres que son calvos pueden comprar productos para el cabello para mantener el cuero cabelludo sano. Los hombres, usan cremas para el cabello o aceite que dejan humedad en el pelo para evitar la sequedad. Salones profesionales pueden proporcionar lo que necesita. Tome el tiempo para averiguar lo que funciona para ti. ¿Tienes esas llagas pequeñas en la nuca de tu cabeza que continúan multiplicándose y parece que no puedes deshacerte de ellas? Puede que las herramientas que se usan para cortarte el cabello no se hayan sido limpiadas adecuadamente. Siempre pida que le laven la cabeza y la piel con un lavador y acondicionador antiséptico, después de un corte de cabello. Consulte a un médico, que él puede determinar el mejor tratamiento para la infección de la piel.

EL CLIMA Y SU CABELLO

De país a país, estados a estados, ciudad a ciudad, isla a isla, todo tipo de cabello reacciona diferentemente a un cambio de clima, a veces para el bien. Hace sentido, si nuestra mente, emociones y físico tienen que hacer un ajuste al cambiar de clima; lo mismo ocurre con nuestro cabello. Esto puede tomar meses. ¿Por qué no ayudar a su cabello e investigar como este nuevo clima afectara a su cabello antes de mudarse a su nuevo horizonte? Esto puede permitir al cabello que haga la transición y permanezca saludable. Puede que necesite una línea de productos diferentes y esto ayudará al cabello en el camino correcto.

FORMAS PRÁCTICAS, POSITIVAS Y ÚTILES QUE TRAEN ATTENCION A NUESTRO CABELLO EN TIEMPOS DE CAMBIO

EL "RIZO" Y SU PELO

Muchas mujeres que tienen muy grueso cabello y rizado y muchas mujeres maduras desean usar el rizo; algunos lo recordarán como el popular "Jeri Curl." Es fácil de cuidar. Esto, también, es un una química muy fuerte y durante un período de tiempo, puede causar la pérdida del cabello. Para otras personas, funciona bien ya que permite su cabello mantenecer húmedo. El producto de pelo profesional esta diseñado para hidratar y ayudar al pelo para mantenerse saludable. No se quede atascado en un bache cuando se lleva el rizo. Actualizar tu estilo y consiguier un bonito corte de cabello profesional que hará que se vea fresco y atrevido. Evite los colores permanentes del cabello o de blanqueador. Un doble tratamiento del cabello puede hacer que se desaparezca. Semi-permanente color o un enjuague funciona mejor. Textura del cabello de la mujer cambia a medida que envejece. Se convierte en suave y manejable. Es aconsejable utilizar un rizo suave procesos químicos del cabello para un cambio en la textura o simplemente dejar que su propio pelo natural crecen en mientras disfruta de los años dorados. Si tiene que usar el Curl, busque un profesional, con licencia, para llevar a cabo este servicio. Ellos tienen el conocimiento necesario para obtener los mejores resultados. Use su rizo con gracia y ama lo que eres!!

GEL Y SU PELO

Gel puede ser un producto útil para realzar la belleza de su cabello. Puede dar a su cabello brillo y mantenga presionado. Tenga cuidado con el uso excesivo. Gel que contiene alcohol puede secar el pelo inmensamente. Hay productos que son sin alcohol, por qué no probar estos. El uso prolongado puede causar la roptura y caída del cabello. Si tiene que usar un gel, trate uno que contenga hidratante de cabello. Quizas desee combinar un acondicionador sin enjuague con su gel favorito. Esto atrapa la humedad. Un nodescamación gel se recomienda. Esto funciona bien en el cabello rizado y ondulado. Rocea el cabello con un poco de agua y utiliza un peine de dientes anchos y cepille suavemente con un cepillo de cuerdas suaves o simplemente dejar que sus dedos fluyen a través de su cabello. Deja que tus rizos naturales definir su estilo. Champú que limpia el cabello de acumulación es preferible, junto con un acondicionador profundo y tratamientos de aceite caliente en una base, por semana. Su cabello volverá a crecer cuando se mantenga saludable.

FUMIGACIÓN Y ROCEANDO EL CABELLO

Algunas desean de mantener su peinado en su lugar con la pulverización y de productos rociando. Estos productos pueden contener alcohol. Una vez más, trate de buscar los productos sin alcohol, para evitar que el cabello se seque demasiado. Botellas de bombear el cabello versos latas de aerosol son mejores para aquellos que sufren de alergias. Muchos sobre usan estos productos. El resultado es que el cabello se seca y quebradiza con mucho construir. En algunos casos, usted puede ver realmente la acumulación de laca para el cabello. Cuando se utilizan estos productos, evite acercarse demasiado al cabello. Mantenga el producto lejos y por encima o por pulverización de niebla el cabello, mientras que el peinado. Champú que limpia el cabello de acumulación es recomendable. Acondicionador profundo con tratamientos de aceite caliente, hecho por semana, ayuda al cabello a permanecer suave y manejable.

UN RECORTE DE CINCO DÓLARES O UNO DE CINCUENTA DÓLARES

¿Cuál es la diferencia? El peluquero que está cortando el cabello es lo que hace la diferencia. El precio que paga es su preferencia, pero recuerde, hay muy buenos estilistas que tienen una habilidad excepcional para cortar el cabello, no importa cuál sea el precio. Muchas personas están sintiendo el impacto en estos días por lo que cuando el ajuste de su presupuesto, busque un estilista que le puede dar ese corte profesional que desee. Prueba esto al entrar a un salón de belleza: Sientese y el observa el estilista. Cuidado con los peluqueros que cortan el cabello sin separar o seccionar el cabello. Un buen corte de cabello profesional siempre secciona al cabello antes de cortar. "Ellos tienen un punto de inicio y el punto final. Mezclando el corte es importante para ellos. El cabello se cae en todos los lugares correctos y se dispone aún y bien. Cortes Cliper pueden diferir ligeramente, pero debe haber un punto de inicio y final. Hay texturas de pelo (rizado) que corta bien con una navaja. Humedece el cabello da un corte de afeitar mejor al cabello. Cuando encuentre un profesional que da buenos cortes de afeitar, seguir con ese profesionalmente. Al visitar un salón de belleza, respetuosamente acercarse al estilista y conversar con el profesional. Esto debería ayudarle a sentirse seguro de que el estilista puede darle el corte deseado que solicite.

RELAJANTE, DÁNDOLE COLOR, Y BLANQUEO DEL CABELLO DE NIÑOS

Esta es una pregunta que se me ha planteado muchas, muchas veces en el negocio, "¿Debería relajarse, color o aclarar el cabello de mi hijo?" Esta es una decisión personal que los padres tienen que hacer. Te voy a dar un poco de alimento para el pensamiento. Al elegir para poner estos productos químicos fuertes en el cabello de un hijo menor de edad consideran que estos productos químicos son perjudiciales para el cabello. Si estos productos químicos son perjudiciales para el cabello de un adulto, especialmente cuando se utiliza durante períodos prolongados, ¿Qué crees que va a hacer el cabello de un niño? El cabello es un apéndice de la piel y por una sustancia química puede quemar la piel, lo que lo hará en el cuero cabelludo del niño? Son demasiado jóvenes y les falta la responsabilidad cuidarese adecuadamente. "Ellos todavía están madurando en adultos jóvenes y se necesita tiempo para que las hormonas para moverse (y cualquier padre que ha criado hijos sabe lo que esas hormonas pueden hacer cuando las hormonas comienzan a moverse!). Su hijo puede verse bien y sentirse bien entre sus compañeros, pero a menos que usted, como padre, está dispuesto a enfrentarse a la tarea de cuidar el cabello del niño, piense dos veces. Enseñe al niño a la gracia de su propio pelo natural y cómo cuidar de ella. Cuando el niño alcanza la edad de responsabilidad, lo suficiente para cuidar el cabello con un producto químico, que el niño vaya a un profesional para iniciar el proceso correctamente. Si el niño ha aprender cómo proporcionar cuidado del cabello y en edad temprana, van a seguir luchando por el cuidado del cabello sano. Este adulto joven ahora lucirá los estilos que se están haciendo, estilos que realzarán la belleza del joven adulto.

LOCALIZANDO PRODUCTOS PROFESIONALES PARA SU CABELLO

Estos varían de acuerdo a la textura de su cabello. Por supuesto, todos quieren usar productos que dan los mayores beneficios y que es de larga duración. Su cabello profesional debe dirigir en la selección del producto adecuado para tu cabello. Pero, ¿cómo podemos ajustar nuestro presupuesto, mientras que el deseo de utilizar un producto de cabello que realza la belleza de nuestro cabello y permitir que se mantenga saludable? Hay muchas maneras de conseguir estos productos a un precio de descuentos. Compruebe en línea para los precios de descuento. También, buscar salones en su área que ofrecen descuentos mensuales de productos profesionales para el cabello. ¿Sabe usted la tienda de descuento dólar en su vecindario? Échales un vistazo también. Reciben productos profesionales de vez en cuando, y siempre hay en su tienda local de belleza. Si usted puede encontrar su producto profesional en su tienda de ahorro, ¿por qué no ir allí, también? Recuerde, el cambio de sus productos ofrece un menú diferente para el cabello, así que no tenga temor de intentar algo nuevo, pero asegúrese de leer las etiquetas. A menudo contienen la información necesaria para asegurarse de que un producto para el cabello va a funcionar bien para usted. No se sienta avergonzado, el cabello sano es su meta. Si el precio es adecuado almacene y para cuando su dinero está actuando de manera extraña.

CUANDO CRECE HACIA FUERA TU RELAJANTE

Muchos están buscando alivio en su bolsillo y se están dando cuenta de que hay belleza en su propio pelo natural. Algunos optan por el método extremo de cortar el cabello por completamente. Esto no es necesario cuando se deja crecer su cabello hasta perde el relajante. Permita que su cabello crezca hasta una longitud cómodo que usted puede manejar. La línea de demarcación será evidente. Hidrata, champú y utilizar un acondicionador profundo con un tratamiento de aceite caliente (use una gorra de plástico desechable ya que esto va a generar algo de calor). El tiempo asignado debe ser de quince minutos. Estos tratamientos deben hacerse semanalmente. Esto ayudará a tu cabello permanecer suave y manejable. Evite cepillarse el cabello cuando está mojado. Utilice un peine de dientes anchos para limpiar el cabello. No jale o tire de su cabello, pero peine suavemente. Habrá alguna roptura del cabello y la pérdida del durante este proceso. La textura del pelo nuevo crecimiento es ahora diferente del pelo relajado (esto incluye el proceso cabello de color y blanqueador), esto puede hacer que el cabello de romperse. Una vez que llegue alcanzar una longitud cómoda, es el tiempo de tener un corte profesional. Continue los tratamientos segun se aconseja. ¡Amelo y uselo!

CURSO NATURAL

Hay muchas formas de llevar el cabello natural o rizado. Algunos les gusta creer que su cabello es de (pañales), pero es sólo extremadamente rizado. La mejor manera de llevar el cabello natural es con respeto y dignidad. Hay rizos muy apretados, rizos medianos y largos rizos trenzados. La textura define el rizo. El producto de cabello profesional que elija define el rizo. Hay mucha variedad en lo que respecta a la diversidad del cabello natural lo que puede funcionar bien para usted no lo sera, por a otra persona. Así que mantener una mente abierta, es todo belleza. Comience su nuevo "vista" con un corte de cabello nuevo. Cabello natural recorta mejor, cuando está seco, ¿Por qué no secarlo antes de cortar. Hay mucha belleza en llevar el cabello natural. Torcer y moldeándolo en varios estilos en un día (no sólo en ocasiones especiales) añade belleza genuina. Quando se búsquea productos profesionales para el cabello, puede tomar tiempo para averiguar lo que funciona mejor para su cabello. Aacondicionador diario que se bloqueará su rizo en su lugar, acentúa la belleza. Profunda condición de tu cabello para evitar la sequedad. Algunos encuentran que la manteca de karité o cera de cabello ayuda a definir sus rizos, mientras que otros utilizan aceites de diversos tipos. Estos aceites no son igual que un cabello brillo o brillo que añade vitalidad a tu vista.

ONDA PERMANENTE Y SU CABELLO

Disfruto rodando esas barras óseas, era tan fácil. De pelo liso a ondulado cabello rizado (el producto químico permanente no debe ser confundido con el Curl o química relajante mencionados en las páginas anteriores), hay técnicas más innovadoras utilizadas para enrollar el cabello largo que hoy son grandes. El rizo permanente puede ser mejora para aquellos que no quieren gastar treinta o sesenta minutos cada día haciendo su cabello. Se trata de un "lavar e ir" estilo de pelo. Otros lo utilizan para construir el cuerpo a su cabello. La ola permanente debe hacer que su cabello se vea como un buen natural, ola buscando rizo, no una tapa del mollete (¿haces una idea?). "Un permiso bloqueo de bucle en acondicionador define los rizos. Alternando los tamaño de varilla da un mejor flujo. Como profesional de cabello, evité hacer permanentes en el cabello que se blanquea. Este doble proceso es muy dañino. Un enjuague para el cabello es adecuado para el cabello de color gris. Hay sabiduría fundada a la hora de hablar con esas viejecitas que exigen su atención cuando se hace una onda permanente en el cabello, algunos son muy divertidos. Aprendo mucho de ellos, así que no los tire a un lado. Hable con ellos y serán su cliente de por vida. Eso es menos que tengan un miembro de la familia que esté dispuestas hacer sus permanentes. Nuestra economía ha cambiado la forma de pensar. Siempre busque un profesional de cabello para este servicio. Sus técnicas profesionales dan mejores resultados.

ADORNOS PARA EL CABELLO

Adornos del cabello decorativos de diversa índole realzan la belleza de un corte y son herramientas útiles para las ocasiones especiales. Por favor, esté atento al utilizar estos diseños para el cabello para realzar la belleza de su cabello. Evite los que causan la roptura y eliminar estos decorados pelo correctamente. Se recomienda no dormir con ellos en su cabello. Al utilizar bandas de goma para sujetar un peinado en su lugar trate de hacerlo sin que sea demasiado apretado. Al retirar, clip recorte con la punta de unas tijeras puntiagudas. Evite empujar y romper el cabello. (He observado que algunos niños con cabello apretado fuertemente. Parece doloroso) Cuando se usan en el cabello de los niños, asegúrese de que los niños se sientan cómodos. La mayoría de los niños no les gusta tener el pelo arreglado, ya que les hace daño, así que ten cuidado de sus sentimientos que el cuidado del cabello agradable. Ayúdalos a ver la belleza en todo.

SOMBREROS Y SU CABELLO

Los sombreros son como las pelucas. Tiene que tener uno en su armario para un mal día de cabello. Esto puede ser muy cómodo. Los sombreros pueden definir un estado de ánimo, cómo nos sentimos durante el día. Le añade atractivídad a la vestimienta y proteger tu cabello del sol, o es sólo que seas usted o lo que sea el caso. Sombreros deben ser para uso personal. Esto ayuda a proteger el cabello de las bacterias no deseadas. El sudor y las bacterias se acumulan en el perímetro interior de sombreros, por lo que la limpieza de su equipo de cabeza que usa en forma regular es sabio. Cambiar hacia arriba de vez en cuando. Use un pañuelo de seda debajo de su sombrero para evitar la roptura del cabello, si es posible. El estilo puede ser importante para usted, pero prolongar el uso de sombreros puede causar la pérdida del cabello. Mira a donde usted pone su sombrero y coloquelo contrario de la posición que se usa. Ya sabes, al revés cuando se reclina sobre un objeto. Nunca lo coloque en el suelo. No pensamos en estas cosas, pero la bacteria esta en todas partes y se puede llevar en el cabello y el cuero cabelludo.

DONDE DESCANSAR SU CABEZA

Piense en esto ¿Adónde descansó su hoy? ¿Fué en la oficina del doctor, contra la pared, a la espera de ser visto para su cita? Tal vez en una sala de espera de urgencias de un hospital? Contra la pared en el salón de los empleados, o simplemente sobre la hierba? La mayoría de la gente estiran sus cuerpos y descansan su cabeza hacia atrás viene natural. ¿Cuántas otras personas hicieron lo mismo ese día y en el mismo lugar? ¿Qué hay con las mascotasadonde jugan o duermen? ¿Qué pasa cuando vemos a niños frotar la cabeza contra el piso de su casa o en la alfombra. Piense en la cantidad de tráfico que va y viene. Ahora, piense en las bacterias que se encuentran en estas áreas. Puede parecer extraño hablar de esto. Esto es motivo para reflejar. Esto no quiere decir que en todos lugares los que ponemos nuestras cabezas, nos puede causar un problema con nuestro cabello o nos lleva a recoger bacterias. Algunas personas pueden ser más sensibles a las bacterias que otras. Si este es el caso, en el que descansar tu cabello no importa.

LA MENOPAUSIA Y SU CABELLO

Un día, entré en mi salón para comenzar un día de trabajo y mi hija me dijo: "Mamá, ¿Tomaste la pastilla hoy?" Debo haber parecido que estaba perdiendo mi mente, pero por alguna razón, pensé que tenía todo junto. Este puede ser el momento más difícil para una mujer y su cabello. Algunos experimentan adelgazamiento y pérdida del cabello entre otras cosas.

No todas las mujeres se ven afectadas por este período de su vida. Cuando estas hormonas comienzan a cambiar su vida, lo mejor es usar algo para ayudar a controlar la caída del cabello. Esto es personal. Usted puede consultar esto con su médico. Elija una terapia de reemplazo hormonal que funcione para usted y su cabello. Algunos prefieren una forma más natural de terapia. En cualquier caso, si la menopausia está afectando a su cabello, haga algo al respecto. Abstenganse de usar químicos para el cabello. Si está tomando medicamentos recetados, recuerde usar productos para el cabello que limpian y acondicionan el cabello para que pueda permanecer lo más saludable posible. Un enjuague para el cabello funciona mejor si usted no puede tolerar el gris. Semi-colores dan un aspecto gris resaltado y tiende a ser menos perjudicial. Parezca grande, sientase bien y mantenga el control.

EL CABELLO DE ORO

La vergüenza no es para mí. Me extrajo lo mejor de mí. Mi cabello no es lo que solía ser, y siento que no quiero que usted vea lo que ha hecho para mí. Es seguro que estoy contento en lo que yo quiero que mi cabello sea. Sin pelo está muy bien para mí si esta es la manera que tiene que ser. ES SOLO PROVISIONAR, ya ves. Ellos hacen lo suficiente de él para mí. Por lo tanto, lo único que me importa son los años dorados! He venido a ver. Por lo tanto, puedo ajustar mi vida a cualquier experiencia que cambió mi pelo que me queda bien.

~~Detrice Sombrerero-Sims

PERSONAS HUMANAS CON EL CABELLO HUMANO

Vamos a conocer el mundo. Vamos a viajar al extranjero y ¿Qué encontramos? Las personas con cabello humano: El cabello suave, cabello fino, cabelloo grueso, cabello rizado, cabello liso, cabello largo, cabello largo medio, cabello corto, cabello cansado, el cabello de algodón, cabello duro, cabello de colores, el cabello suelto, cabello pincho, cabello fino, cabello grueso, el cabello no, cabello exótico, un cabello fuerte y el cabello débil. ¿Me faltó uno? Si es así, póngalo aquí: _____ cabello.

Cabello de Sandy

Mi cultura es indio y español. Soy del país de Belice. Mi cabello tiene mucha diversidad. Es largo y suave, sedoso y brillante. Cuando vivía en Belice, una crema para el cabello funcionado mejor para mí. Después de mudarse a Los Angeles, California, me di cuenta de que un cambio de clima dejé mi cabello esponjoso y rizado. Tuve que utilizar otro producto crema para el cabello profesional. Esto me ayudó a que regresara a su naturalidad. Ahora, vivo en Las Vegas y tiene el cabello se secan en textura. Me parece que tengo que lavarme con más frecuencia. Sigo usando una crema profesional para el cabello. Mientras esta húmedo, añado una espuma para el cabello que ayuda a enderezar. Me lo envelva alrededor de mi cabeza. Esto me permite llevarlo en un estilo agradable. Colorear y poner de relieve el cabello se añade a su atractivo. No puedo, sin embargo, utilizar cremas alisadoras de cabello, ya que literalmente se derrite y se siente como la cera.

Michelle es de Alemania

Yo estaba procesando mi cabello demasiado con color cuando conocí a Dee, mi profesional de cabello. Verá, mi cabello era rubio en color y yo no quería que mi gris se viera, así que lo cambié a rojo, pero lo estaba coloreando muy pronto cada mes. Ahora, mi pelo es fino. Mi profesional me fue sincero. Ella me ayudó a entender que tenía que hacer ajustes en la forma en que cuido de mi cabello. Yo lo hice. Todavía es rojo. Ya ves, me gusta ese color. Creo que me hace ver sensual para mi esposo. Ahora, con el cuidado del cabello adecuado, veo una diferencia en su textura. Se ha espesado un poco. Yo tengo mi corte de cabello en un estilo favorecedor corto y en capas. Siempre me dan amables comentarios. Tengo un estilista que puedo confiar.

Casandra nació en El Paso, Texas

Mi madre es de Alemania y mi padre es de Alabama. Mi cabello solía ser cojo y aburrido, rizado justo y difícil de mantener, hasta que conocí a mi estilista. Ella me educó sobre la manera del cuido de mi cabello. Ahora, tengo el pelo que tiene vida. Ella me corta el cabello tan perfectamente y con un estilo agradable. Ella me enseñó a cuidar de mi cabello y cómo manejarlo. Dos veces al año, me da toques de luz. Ella dijo que esto es suficiente para que un joven adolescente. Los aspectos más destacados crecen tan bien y dejar que mi cabello para mantenerse sano. Ella me recuerda aplicar el aceite de pelo y champú y acondicionador de uso para el cabello teñido. Ella sabe exactamente lo que quiero hacer y lo que necesito. Yo no tengo que preocuparme de que ella va a hacer las cosas mal. Yo siempre iré con ella.

El Cabello de Arnett

En mi juventud, mi cabello era precioso para mí. Era brillante, grueso y largo plazo. Me sentía bien, tenía buen aspecto y era una maravillosa manera de cambiar mi apariencia. Nuestro cabello era muy especial para los que llegamos de Sharpsburg, North Carolina. Trabajamos en el campo durante los veranos calientes y el clima de otoño. El sucio y el polvo nos obligó a lavarnos el cabello todos los fines de semana. Los hacianos trenzas, o lo enderezamos con un peine caliente. Hoy en día, los llaman planchas. Siempre lo cortó y, a veces, las relajamos, o lo haciamos en cualquier estilo que nos hizo sentir hermosa. En mis años veinte y treinta se convirtió en una manera especial que me a miman. Me transformé, dependiendo, en el traje que llevaba era o de acuerdo a los tiempos.

Una entrevista de trabajo y una fecha eran más importantes para mí. Oh, qué bonito que sentía cuando mi cabello era como yo quería que fuera. Se aumentaba la autoestima y confianza y me hicia sentir que me veía bien en mi vestimenta. Ahora esos años me hn alcanzado y la salud cobrado su precio, pero ¿adivinen qué? todavía tengo pcabello. Lo que antes era una alegría ya no existe. Para mí, para acercarme a la sensación bonita, tengo que lavar y usar acondicionador hidratante. Por ahora, tengo un estilo rizado cabello muy corto por la delgadez hacerse cargo de los lados y la parte superior de mi cabeza. Cómo echo de menos los días de ser como un camaleón, recordando cuando puda cambiar mi apariencia como cambiaba mi vestimenta. Estoy en mis cincuenta años sólo con la esperanza de que mi pelo vuelve a brillar y el estilo de lo que solía ser. Al acercarme a mis sesenta, espero el día en que mi cabello y la salud sería como esos días en que viví en Honolulu, Hawaii.

Pesadilla Weave Terriah (The Fiasco Pin Bobby)

Para mí, el cabello es una forma de expresar un estilo, transmitir un estado de ánimo o esconder un defecto. Hay belleza en todo. Ambas, buenas y traumáticas experiencias y han dado forma a mi visión de cabello y sólo han servido como un medio de promover la curiosidad, la exploración y la experimentación de sus diferentes formas. Si no recuerdo mal, varios de mis compañeros tenía este peinado popular de la época. Le rogué a mi madre que me permita conseguir un pedazo de tejido. Cada vez, ella dicia: "No, ¿para qué quieres un trozo de tejido? Ya tiene tanto cabello. Le expliqué que mi cabello natural no es rizado. Un verano lejos de casa, le convencí a mi hermana que me permita conseguir ese pedazo de tejido. Yo estaba tan emocionada. "Mi primera tejer!" Nunca olvidaré ese peinado, una cola de caballo rizada tejer con triángulos en la parte delantera. La esteticista me preguntó si me gustaba el aspecto que tenía. Le respondí: "Sí, mucho, pero es lo que realmente supone que esta apretado?" Ella me tranquilizó diciendo: "Sí, no se preocupe que va a aflojar en un par de días." El primer día que "bopped" por ahí con tanta confianza y nadie podía decirme que no tenía buen aspecto. Esa misma noche, desarrollé un dolor de cabeza leve. Mi hermana me dio una aspirina y me dijo que era porque yo nunca había llevado el cabello así.

Al día siguiente, me desperté todavía con dolor de cabeza persistente. Ese día asistí a un evento, pero durante todo el tiempo no podía concentrarse.

Ese dolor de cabeza que era un número tres era ahora era un número nueve. La noche siguiente, ya había llegado a mi límite. No podía concentrarme. Yo no podía dormir. Así que, ahí estaba yo con unas tijeras en la mano y mi hermana me ayudo. Me corté con cuidado a través de esa cola de caballo, mi hermana me ayudó a desenvolverlo. Ella exclamó con una voz grande, "Hay una horquilla atrapado en su cuero cabelludo!" Yo no podía creerlo! Corrí hacia el espejo y metido profundamente en el cuero cabelludo y sangraba. Con un saneamiento adecuado, mi hermana dolorosamente lo saco de mi cuero cabelludo. A partir de ese momento me prometí que nunca haría tejer el cabello de nuevo. Aun al día de hoy, esa parte de mi cabeza es todavía tierna. Pasaron varios años antes de que yo volvería a considerar la idea de tejer el pelo de nuevo. Ahora, veinte y seis años de edad, lo que yo había temido y denunciado es ahora fijo en mi vida.

Mi exploración continuó y me encontré con diferentes texturas, diseños, el cabello trenzado y la coloración del cabello junto con el tejido a ser una alegría y una comodidad que amo. Si estoy meciendo mi propio pelo natural o un tejido fresco, siempre soy yo.

El Cabello Lin

Mi experiencia con el pelo ha sido un poco como una montaña rusa llena de altos y bajos, arriba y abajos. Los recuerdos de mamá apretando y atar mi cabello en una cola de caballo con cintas, se siente tan vívido en mi mente. No hay palabras que pueden siquiera imaginar la sensación de como cada año he trabajado tan duro para ayudar en el progreso de crecimiento, y cada año verlo crecer y luego se caen. A la edad de nueve años, el médico le informó a mi madre que yo tendría que seguir luchando esta dura realidad de perder mi cabello cada año como consecuencia de la escarlatina. Lo había contratado a un amigo del barrio cercano. Por la misma razón, se me informó también que debido a la gravedad de mi estado, que posiblemente no podría tener hijos. Un año, me había embarcado en un régimen de uso de la grasa especialmente formulado para cabello y los resultados fueron excepcionales. Por primera vez, desde que era una niña pequeño, mi cabello había crecido más allá de mis hombros y parecía estar plena y saludable. Lamentablemente, más tarde, el año siguiente y después de la reubicación, me di cuenta derramamiento en gran escala. En poco tiempo, estaba de vuelta en mi punto de partida. Desde entonces, he hecho las paces con la realidad. He intentado en los últimos años muchos peinados. He tratado de desgaste, Afros Naturals corto forradas, onda dedo, prensa y rizos, alineados desvanece, tejidos, trenzas, piñas Curl, ser calvo y pelucas. Nunca dejo que mi cabello me define, pero sólo a veces, definir un estado de ánimo. Aunque cada año las ramas pueden caer, estoy agradecido cuando miro las caras sonrientes de mis hijos y sus hijos y recuerdo que el doctor tenía sólo razón en una cosa.

El Cabello de Dunnetta

Mi color de pelo natural es castaño oscuro, pero ahora tengo el cabello gris en la parte frontal superior de la frente. Me gusta usar el color para ocultar mi gris, rojo y negro oriental es mi favorito. Tengo el cabello largo más allá de mis hombros. La textura de mi cabello es grueso y fino con un rizo ondulado. Me gusta torcer mi pelo natural a veces. Muchos me felicitan cuando me lo pongo de esta manera. También me gusta cuando en un estilo de cola de caballo. Yo uso un producto de cabello profesional que lo deja manejable para que pueda secar y se enderece con un peine caliente o use una plancha para conseguir el aspecto que quiero. Tengo un miembro de confianza de mi familia, que es un profesional del cabello.

Ella corta y se preocupa por mi pelo. Te quiero, hermanita. Gracias por ser una estilista buena y de confianza.

Color de Cabello de Earthell

Tener mi color de pelo es una experiencia que mejora el estado de ánimo. Me hace sentir mejor conmigo mismo. Quitan años de mi apariencia. Mi esposo también se siente mejor cuando me tiño el cabello, ya que no le guste el gris. Siempre me dicen buenos comentarios cuando el color se complementa con mi tez facial y cuando se combina muy bien con mis luces. Se ve atractivo. Atre la atención de otras mujeres que dicen lo bien que se ve.

Felishia

¡Mi estilista es como la parte de la familia! Yo le llamo a abuela. ¡Ella me enseñó a cuidar mi cabello! Antes, solía enloquecer cada vez que iba a conseguir mi corte de cabello del peluquero siempre me recortaba demasiado. Pero mi peluquero entiende lo que quiero decir cuando digo: "Sólo un recorte." (Jajajaja). Ella trataba diferentes colores y me encanta cada uno. Ella toma el tiempo para averiguar lo que realmente quiero. Sí, ella me enseñó a amar mi cabello en sus diferentes formas (la amo!).

El Cabello de Rosie

Mi madre es de México y mi padre es de Arkansas. Mi color de pelo natural era marrón oscuro, pero no es grueso. Es suave y ligero. He tenido muchos, muchos tipos de peinados y colores. He sido una pelirroja, una morena, una rubia y han tenido colores en el medio, como burdeos y rojo

Kool-Aid. Incluso me dejé crecer el cabello a su color natural. Tengo 56 años, así que más o menos significa que es gris sal y pimienta. Con los años, sin embargo, he tenido estilos de pelo "de la época." He utilizado planchas para el cabello y los permanentes muchas veces. He dañado mi cabello porque yo no quería gastar tiempo y dinero en peluqueros. Pensé que podía hacer el trabajo igual de bien que cualquier estilista. Después de todo, ¿Podía leer las instrucciones que vienen en la caja, no? ¡Equivocada! Pude leer las instrucciones, pero yo no podía llevar a cabo la tarea de la forma en que un estilista profesional hace. Finalmente conocí a Dee. Ahora ella es mi estilista. En la actualidad se preocupa por mi cabello. Ella me educa sobre cómo cuidar el cabello para mantener el cabello saludable. Lo que he aprendido de ella para mantener el cabello sano me ha ayudado a verse y sentirse bien. Si el cabello no se ve bien, no se ven bien. Si se ve cansado, me veo cansada. Ni que decir tiene, me veo y me siento bien ahora todo el tiempo. ¡Gracias, Dee!

El Cabello de Juan (Lo Largo Y Lo Corto del Asunto)

En la escuela secundaria (en los años 60), la mayoría de los "buenos" niños tenían cortes de cabello o sólo corto. Me gradué de la escuela secundaria en 1962 y que tenia cabello largo. ¿Esto significa que no era un "buen" chico? Bueno, no era un ángel, pero no he tenido problemas. Cuando imgrese al Ejército, tuve que conseguir un corte de pelo, pero me las arreglé para tener más pelo que otros después de el entreno básico. Mientras que en el ejército, todas las inspecciones fue la misma: "Ustedes son al limite con ese cabello, Ríos", y yo acababa de recortarme el cabello ese día!

Después del ejército, estuve un puesto en el gobierno por 30 años y llevaba el cabello corto. Deje crecer mi cabello largo en una cola de caballo justo antes de jubilarme de mi trabajo. Siempre he cuidado de mi cabello mediante el uso de productos profesionales para el cabello y visitar mi estilista una vez al mes para recortar mi cabello. Yo atribuyo la salud de mi cabello por el cuidado adecuado.

El Cabello de Nash ("Cuero Cabelludo Saludable")

Mi esposa me recorta mi "pelusa de melocotón". Me champú y acondicióno de mi cuero cabelludo con acondicionador de la piel anti-séptico, luego le doy un brillo. Mi cuero cabelludo se ve tan saludable y todo el mundo dice que lo llevo bien.

El Cabello de Danay

"Ni uno de éllos [gorrión] cai a tierra sin el conocimiento de su Padre. Pero hasta los cabellos de vuestra cabeza están todos contados."—Mateo 10:29, 30. Es con esta Escritura que empiezo, ya que incluso a nuestro Dios se preocupa por nuestro cabello! Muy reconfortante.

Mi experiencia con mi cabello ha sido . . . frustrante! En primer lugar porque no me gusta que mi cabello hecho (se tarda demasiado tiempo). Yo prefiero hacerlo yo mismo! Tampoco me gusta gastar mucho dinero para hacerlo, y todos sabemos de los viejos adagios: "usted obtiene por lo que paga" . . . así que a veces el dinero ahorrado ha resultado bueno para mí, y otras veces he lamentado profundamente!

Puedo decir que he intentado muchas cosas diferentes, muchas de ellas con el cabello. Destacarlo, colorantes, tintes naturales, acondicionamiento profundo, máscara, acondicionadores naturales . . . . y la lista sigue. He sido de muchos colores del arco iris de oscuro, marrón oscuro a rubio claro. He tenido todas las longuras y estilos (tengo que cambiar para arriba, ¿sabes?) de super largo por la espalda a corta por encima de mis hombros, capas, bobs, y flequillo. Mi favorito hasta el momento ha sido cuando mi cabello es marrón claro con algunos puntos destacados rubios y medio de longuras.

Empecé a tener mi cabello "destacado" a los 18 años y nunca he mirado atrás. Mi único conocimiento de mi color natural verdadero de fotografías (que triste eh).

También sigo a mi mamá en cuanto a mi cabello está en el lado más fino, por lo que he tratado a muchos agentes espesantes. Vivir en Las Vegas, es difícil mantener el cabello se reseque porque es simplemente tan seco aquí! Así muchos acondicionadores y máscaras son necesarias.

La Nueva Vista de Janelle

Tengo doce años de edad. Mi madre hizo una cita en la peluquería para que reciba un tratamiento relajante queratina. Para mantener la buena salud de mi cabello y para mantener la queratina en su lugar, yo tenía que seguir las instrucciones específicas. Para las primeras setenta y dos horas, no pude lavarme el cabello. También tuve que usar una plancha para adherirse a la queratina. Los siguientes tres cosas eran importantes para que mi cabello pudiera permanecer saludable:

> Usar champu sin sulfate
> Acondicionador que contenga ingredientes con queratina
> Usar gorra para protegerme de las quimicas de la arberca

El Cabello de Virginia

Yo champú y condición de mi cabello una vez a la semana. Doy las puntas tratamientos especiales de acondicionamiento, ya que son siempre muy seco. La medicación que toma y los productos químicos encontrados en el suministro de agua a su vez lo cambia amarillo. Así que, para mantenerlo blanco, yo uso un azulado concentrado no tóxico, biodegradable cabello aclarado. Después de enjuagar, aplico el aceite de ricino, y luego peine y un cepillo. Esto ayuda a mantener el brillo y la mantiene saludable. Yo uso un gel de peinado proteína. En ocasiones especiales, lo presiona y enróllelo con rodillos de pelo. Saber cómo cuidar mi cabello se ha mantenido saludable.

Amir

Me gustaría decirte lo que me gusta y no les gusta la barbería. En primer lugar, me gusta la barbería cuando he terminado porque me veo bien después, y me gusta el refuerzo fiador que tengo que sentarme en cuando recibo mi corte de pelo. Eso son dos cosas que me gustan de la peluquería. A veces, no me gusta la peluquería porque me duele cuando me estoy poniendo mi corte de pelo, ademas, mi padre es un barbero. El corta mi cabello.

Denita

Pienso que la mejor cosa sobre mi experiencia de mi cabello es que después de tanto tiempo siento que he completado el círculo. Desde mis años de adolescencia durante los 70s, cuando por primera vez use mi pelo "natural", a las miradas múltiples y variadas entre ellas. Ahora estoy usando un afro nuevo.

En realidad estaba en mis veinte años antes de comenzara a usar productos químicos para cambiar mi cabello. Al principio, empecé con un texturizador, que afloja los rizos lo suficiente para que mi cabello sea más manejable.

A continuación, me decidí a probar el Jeri Curl, y me encantó esa vista durante varios años. Cuando me empecé a aburrir con esa mirada, tuve que teñirme el cabello un par de veces, sólo por algo nuevo.

Cuando yo realmente quería una vista diferente, empecé a comprar pelucas para poder cambiar totalmente mi estilo de peinado. Por último, he intentado un relajante. Llevaba el cabello en una variedad de estilos largos y cortos a través de los años, pero el más salvaje "hacer" que he probado era el "Wave Piña", llamada así porque una de las líneas y la forma en que el pelo se pone en con una escultura gel que se endurece al contacto. Una vez endurecido, apuesto a que incluso los vientos huracanados no podía mover el pelo alrededor! No falta decir que nunca lo intenté de nuevo. Debido a que mi cabello comenzó a romperce, que finalmente tuvo que tomar un descanso de relajantes, y empecé a usar nudos amarres. Después de aproximadamente un año, me decidí a probar un tejido, por primera vez, y volví a la crema alisadora por un tiempo.

Entonces, decidí a probar micro-trenzas y se me remitió a otra persona. Llevaba el cabello trenzado por cerca de seis meses, y más tarde, decidí parar con los productos químicos para el bien.

Cambié de ida y vuelta entre usar pelucas, tejidos y nudos-durante un par de años. Durante este tiempo, conocí a Detrice, quien me ayudó a labrar una de mis pelucas, así como mis teje un par de veces. Ella me dió un gran consejo sobre algunos maravillosos productos para el cabello, así como darme un corte de pelo fantástico que parecía fresca y natural! Durante los últimos meses, he decidido intentar usar mi cabello natural de vez en cuando, así que ahora que he estado alternando con el uso de pelucas otra vez, y me encanta! A veces me torcí el cabello y dejarlo o suavemente con los dedos en forma de peine de modo que es rizado y ondulado. De cualquier manera, no me gusta tener que preocuparse por el cabello. Quién sabe cuándo será el momento para otro cambio, pero dicen que "la variedad es la salsa de la vida", y me gustan las cosas picantes!

Detrice Milliner-Sims

Esta fue la experiencia más desagradable en mi vida. He recibido un producto químico relajante y mi cuero cabelludo empezó a arder. Ni que decir, que tuvo que ser removido rápidamente. En las próximas semanas, me encontraba en el hospital. El médico dijo que tenía un tumor que no se puede remover. Le dijeron a mi marido para preparar mi funeral. Que devastador esto fué para mí. Más tarde se informó que no se trataba de un tumor. Había contraído Impétigo (una infección de la piel, con ampollas pequeñas llenas de líquido y cuando revientan, forman una capa cómo costra amarilla.) El médico ordenó que mi cabello ser afeitado. Me senté y observé caia al suelo. La orden del doctor fue limpiar a mi cabeza con peróxido. Se sentía mejor. La infección continuá a relajarse. Hubo varios praticantes de medicina que me visitaron en el curso de mi estancia en el hospital. Fueron muy amables en seguir las órdenes del médico, pero, había una mujer practicante que sabia por lo que yo estaba pasanda. Una vez al día no era suficiente para limpiar y tratar esta infección. Tenía que hacerse tres veces al día. Se neesitaba usar un cepillo para fregar mi cuero cabelludo con un limpiador anti-bacterias, mientras que se estillaban las amollas. El impétigo se alimentaba de la humedad en la cabeza. Se extiende a los folículos del cabello. Yo me quedé en el hospital durante dos semanas y fuí tratada con antibióticos. Después de salir del hospital, continue este tratamiento y diariamente aplicaba un ungüento anti-bacterias para el área infectada. Tomó un año con medicamentos para tratar esta infección.

Una rutina diaria de blanqueo y limpieza de la toalla que utilicé en mi almohada cada noche mató a las bacterias. Mi cabello empezó a crecer. ¡Qué feliz era yo. La sección del cabello donde la infección comenzó había destruido los folículos pilosos. Tuve que usar sombreros por un tiempo. En la intimidad de mi casa, permitió que mi cuero cabelludo conseguir el aire que ayudó tremendamente. Con tres pulgadas de crecimiento del pelo, me corté el pelo en un corto peinado. He recibido muchos elogios. Abrazo mi cabello natural. Para una mirada diferente, le doy color y plancha y disfruto de trenzas durante los meses de verano. Tanto mi cuero cabelludo y el cabello son muy saludables.

CABELLO

Saludable • Aceptación • Inspirardor • Realidad

ME GUSTA AHORA Y ME GUSTA ENTONCES.

Me caes bien, la manera de sonreír, así que por favor otra vez.

Su cabello y piel, el colorido que es para mí.

Es suave y blando, ASÍ supone que es.

Los abrazos de amor, esto es lot que veo.

Te gusta ahota y como usted entonces.

Eres tan difirente. Eres mi amigo.

¿Quien eres? ¿Dónde llegastes?

Quiero saber por qué, y quiero saber como.

Y quiero saber cuando. Por favor, por favor dime . . . WOW!

Vamos hacerlo vez tras vez.

Gente, su pelo es so amigo.

~ ~ Detrice Milliner-Sims

UNA PASIÓN PARA COMPARTIR

Es todos secretos del cabello, algunos pueden pensar. La verdad es que no hay secretos. Asistir a la escuela de cosmetología me enseñó a trabajar en la profesión del cabello. Era una época en que si usted se graduó de la escuela secundaria, usted podría conseguir un buen trabajo. De repente, eso cambió porque ahora, un título universitario es necesario.

Así que asistí a la universidad sólo para descubrir que no era para mí. Cursos de secretaría, médicas y de enfermería me dió la capacidad de encontrar y mantener un trabajo, pero eso fue todo. Mi corazón estaba en el negocio de cabello. Me gustó el trabajo de la pierna, siendo partícipe y un dador de complacer lo mejor que pude. Me gustó el contacto con la gente y el reto de crear, mientras que definir mi personalidad. Me di cuenta y entender que la vida cambia y cómo hacer ajustes cuando sea necesario. No había secretos. Me gustaba lo que estaba haciendo. Ahora, puedo compartir mi experiencia con otros. El conocimiento es para compartir. Esto nos ayuda a sentirnos completos, así que ¿por qué no compartir mi pasión desarrollado para el ámbito de pelo? Lo que comparto puede beneficiar a otros. Todo el mundo quiere contar una historia. Sólo quería compartir mis experiencias, porque eso lo que hace una historia de vida. Esa pasión que desarrollé para el cabello es para compartir momentos. Compartiendo lo que sabemos que da sentido a la vida.

UNA NOTA PARA LOS PROFESIONALES DE CABELLO

Como profesional del cabello, me enfrenté con muchos desafíos y mi porción de errores. Hay una cosa que he aprendido y es respetarse a sí mismo, respetar a sus clientes y hacer que te respeten.

Si usted es un peluquero honrado, usted atraerá a la gente honrada. Si usted es un peluquero copioso, atraerá a la gente copioso. Si su salón es un lugar de reunión publica, atraera este tipo de clientes. Usted establece el tono para su negocio y sus clientes.

Planifique bien su futuro y un plan para el día que se jubile. Mientras que usted está haciendo esas grandes sumas de dinero, ¿por qué no invertir en un plan de jubilación o quizás reporte su ingresos y propinas al Servicios Rentas Internas (IRS). Mis compañeros estilistas se reían de mí cuando yo estaba haciendo eso. Pagué mis impuestos en los últimos años ahora me da un ingreso para mantener mi dignidad.